GASTRITE

THINGS YOU SHOULD KNOW

(QUESTIONS ET REPONSES)

Rumi Michael Leigh

Introduction

Je voudrais vous remercier et vous féliciter d'avoir acheté ce livre, « Gastrite, things you should know (questions et réponses) ».

Ce livre vous aidera à comprendre, réviser, avoir une bonne connaissance générale et connaître le vocabulaire qui concerne la gastrite et ses effets sur l'organisme.

Merci encore d'avoir acheté ce livre. J'espère que vous l'apprécierez !

Table des matières

Section 1

1) Qu'est-ce que la gastrite ?

- La gastrite est l'inflammation de la muqueuse de l'estomac.

2) Que signifie « ite » dans la gastrite ?

- « Ite » signifie inflammation.

3) Que représente le mot « gastrique » ?

- « Gastrique » représente l'estomac.

4) Quelle est la paroi qui protège l'estomac de l'acide gastrique ?

- La paroi qui protège l'estomac de l'acide gastrique est la muqueuse.

5) Quelle bactérie commune dans la muqueuse de l'estomac cause la gastrite ?

- Helicobacter pylori est une bactérie courante dans la muqueuse de l'estomac qui provoque une gastrite.

- Helicobacter pylori peut être transmise par l'eau et les aliments contaminés.

6) Combien de types de gastrite existe-t-il ?

- Il existe deux types de gastrite.

7) Quels sont les deux types de gastrite ?

- Les deux types de gastrite sont la gastrite aiguë et la gastrite chronique.

8) Qu'est-ce que la gastrite aiguë ?

- La gastrite aiguë est une gastrite qui survient soudainement.

9) Combien de temps dure une phase aiguë ?

- Une phase aiguë dure généralement moins de 6 mois.

10) Qu'est-ce que la gastrite chronique ?

- La gastrite chronique est une gastrite qui survient lentement et prend du temps.

11) Combien de temps dure une phase chronique ?

- Une phase chronique dure généralement plus de 6 mois.

Section 2

1) Quelles cellules sécrètent de l'acide gastrique ?

- L'acide gastrique est sécrété par les cellules pariétales.

2) Que sont les cellules pariétales ?

- Les cellules pariétales sont des cellules qui sécrètent de l'acide chlorhydrique dans l'estomac.

3) Comment les cellules pariétales pourraient-elles aussi être appelées ?

- Les cellules pariétales pourraient aussi être appelées cellules oxyntiques.

4) Quelle est généralement la cause la plus fréquente de gastrite ?

- L'infection à Helicobacter pylori est généralement la cause la plus fréquente de gastrite.

5) La gastrite peut-elle guérir toute seule ?

- Oui, la gastrite peut parfois guérir d'elle-même selon le type et la gravité.

6) La gastrite aiguë peut-elle conduire à une gastrite chronique ?

- Oui, la gastrite aiguë peut conduire à une gastrite chronique si elle n'est pas traitée.

7) Des maladies telles que la maladie de Crohn peuvent-elles entraîner une gastrite ?

- Oui, la maladie de Crohn peut entraîner une gastrite.

8) La consommation de drogues dures peut-elle provoquer une gastrite ?

- Oui, la consommation de drogues dures peut provoquer une gastrite.

9) La gastrite peut-elle affecter n'importe qui ?

- Oui, n'importe qui peut être affecté par la gastrite.

10) Les enfants peuvent-ils aussi avoir une gastrite ?

- Oui, les enfants peuvent aussi avoir une gastrite.

11) Quelles sont les complications de la gastrite ?

- Les complications de la gastrite sont le fait que la gastrite peut provoquer des saignements dans l'estomac, un cancer de l'estomac, etc.

12) Quelle est la fonction de la pepsine ?

-   La fonction de la pepsine est d'aider à la digestion des protéines.

13) Qu'est-ce que la gastrine ?

-   La gastrine est une hormone peptidique responsable de la stimulation de la sécrétion d'acide gastrique.

Section 3

1) Les signes et symptômes sont-ils toujours présents dans la gastrite ?

- Non, les signes et symptômes ne sont pas toujours présents dans la gastrite.

2) Quels sont les signes et symptômes courants de la gastrite ?

- Les signes et symptômes courants de la gastrite comprennent des douleurs abdominales, des nausées, des vomissements, des ballonnements, une indigestion, une perte d'appétit, des selles noires et des brûlures d'estomac.

3) Les symptômes de la gastrite sont-ils toujours les mêmes chez les humains ?

- Non, les symptômes de la gastrite ne sont pas toujours les mêmes. Ils peuvent varier d'une personne à l'autre.

4) Quel est le symptôme le plus courant de la gastrite ?

- Le symptôme le plus courant de la gastrite est la douleur abdominale.

5) Qu'est-ce que le méléna ?

- Le méléna est la selle noire en raison de la présence de sang dans la selle.

6) Qu'est-ce que sont les brûlures d'estomac ?

- Les brûlures d'estomac sont une sensation de brûlure ou une douleur dans l'abdomen.

7) Qu'est-ce que le pH ?

- Le pH est la mesure de l'acidité ou de l'alcalinité.

8) Quel est le pH de l'estomac ?

- Le pH de l'estomac est compris entre 1 et 4.

9) Qu'est-ce que le HCl ?

- Le HCl est l'acide chlorhydrique.

10) Quelle est la fonction de l'acide chlorhydrique dans l'estomac ?

- La fonction de l'acide chlorhydrique dans l'estomac est de décomposer les aliments.

11) Quels sont les facteurs de risque de la gastrite ?

- Les facteurs de risque de la gastrite comprennent la consommation d'analgésiques, les infections causées par des bactéries, une forte consommation d'alcool, le fait d'être âgé, les maladies auto-immunes, le stress, etc.

Section 4

1) En quoi l'âge est-il un facteur de risque de la gastrite ?

- L'âge est un facteur de risque de la gastrite car plus une personne vieillit et plus la muqueuse de l'estomac s'amincit.

2) Qu'est-ce que la gastrite érosive ?

- La gastrite érosive est une gastrite qui provoque une inflammation et une érosion de la muqueuse de l'estomac.

3) Qu'est-ce qu'une gastrite non érosive ?

- La gastrite non érosive est une gastrite qui ne provoque qu'une inflammation de la muqueuse de l'estomac.

4) La gastrite aiguë affecte-t-elle toujours toutes les parties de l'estomac ?

- Non, la gastrite aiguë n'affecte pas toujours toutes les parties de l'estomac. Elle peut affecter seulement certaines parties de l'estomac.

5) Qu'est-ce que la pangastrite ?

- La pangastrite se produit lorsque la gastrite affecte toutes les parties de l'estomac.

6) Quelles sont les principales régions de l'estomac ?

- Les principales régions de l'estomac sont le fundus, le corps, l'antre et le pylore.

7) De quelles manières peut-on diagnostiquer la gastrite ?

- La gastrite peut être diagnostiquée principalement par des tests sanguins, des tests de selles et une endoscopie.

8) Existe-t-il un remède contre la gastrite ?

- Oui, il existe un remède contre la gastrite mais cela dépend de la cause.

9) Comment traite-t-on la gastrite ?

- Le traitement de la gastrite dépend de sa cause.

10) Quels sont les médicaments utilisés pour traiter la gastrite ?

- Les médicaments utilisés pour traiter la gastrite comprennent les bloqueurs de l'acide gastrique, les antiacides, les inhibiteurs de la pompe à protons et certains antibiotiques.

Section 5

1) Qu'est-ce que sont les antibiotiques ?

- Les antibiotiques sont des médicaments utilisés pour traiter les infections bactériennes.

2) Comment fonctionnent les inhibiteurs de la pompe à protons ?

- Les inhibiteurs de la pompe à protons bloquent la sécrétion d'acide par l'estomac.

3) Quels sont les moyens naturels de traiter ou de gérer la gastrite ?

- Certains moyens naturels de traiter ou de gérer la gastrite consistent à manger de plus petits repas tout au long de la journée, réduire la consommation d'alcool, éviter les aliments frits, les aliments épicés et les aliments acides.

4) Qu'est-ce que la dyspepsie ?

- La dyspepsie est une indigestion.

5) Qu'est-ce que l'hématochézie ?

- L'hématochézie est la présence de sang rouge vif dans les selles.

6) Qu'est-ce que la gastrite atrophique ?

- La gastrite atrophique est l'inflammation chronique de la muqueuse de l'estomac.

7) Qu'est-ce que l'hypochlorhydrie ?

- L'hypochlorhydrie est un faible taux d'acide chlorhydrique dans l'estomac.

8) Que peut faire l'hypochlorhydrie au système digestif ?

- L'hypochlorhydrie diminue la digestion, l'absorption des protéines et peut entraîner d'autres problèmes de santé.

9) Qu'est-ce que l'achlorhydrie ?

- L'achlorhydrie est l'absence de production d'acide chlorhydrique dans l'estomac.

10) Qu'est-ce que la maladie de Ménétrier ?

- La maladie de Ménétrier est une maladie précancéreuse qui provoque la croissance de plis gastriques massifs dans la muqueuse de l'estomac.

11) Qu'est-ce que l'hématémèse ?

- L'hématémèse est un vomissement constitué de sang.

Section 6

1) La consommation de tabac peut-elle entraîner une gastrite ?

- Oui, la consommation de tabac peut entraîner une gastrite.

2) Qu'est-ce que le tabagisme fait à la muqueuse de l'estomac ?

- Le tabagisme peut irriter la muqueuse de l'estomac.

3) La gastrite peut-elle entraîner une anémie ?

- Oui, la gastrite peut conduire à l'anémie.

4) Qu'est-ce que l'anémie ?

- L'anémie est une insuffisance de globules rouges sains.

5) Les allergies alimentaires peuvent-elles entraîner une gastrite ?

- Oui, les allergies alimentaires peuvent entraîner une gastrite.

6) La gastrite peut-elle entraîner une péritonite ?

- Oui, la gastrite peut entraîner une péritonite.

7) Qu'est-ce que la péritonite ?

- La péritonite est l'inflammation du péritoine.

8) Le reflux des acides biliaires peut-il entraîner une gastrite ?

- Oui, le reflux des acides biliaires peut entraîner une gastrite.

9) L'ischémie peut-elle entraîner une gastrite ?

- Oui, l'ischémie peut entraîner une gastrite.

10) Qu'est-ce que l'ischémie ?

- L'ischémie est une insuffisance de la circulation sanguine dans une partie du corps.

Section 7

1) L'amylose peut-elle entraîner une gastrite ?

- Oui, l'amylose peut entraîner une gastrite, bien que ça soit rare.

2) Qu'est-ce que l'amylose ?

- L'amylose est l'accumulation anormale de protéines dans les organes et les tissus.

3) Comment l'amylose est-elle aussi appelée ?

- L'amylose est aussi appelée maladie amyloïde.

4) Qu'est-ce que l'amyloïde ?

- L'amyloïde est une protéine anormale.

5) Où l'amyloïde est-elle généralement créée dans le corps ?

- L'amyloïde est généralement créée dans la moelle osseuse.

6) La radiothérapie peut-elle provoquer une gastrite ?

- Oui, la radiothérapie peut provoquer une gastrite.

7) Les blessures traumatiques peuvent-elles entraîner une gastrite ?

- Oui, les blessures traumatiques peuvent entraîner une gastrite.

8) Les brûlures peuvent-elles entraîner une gastrite ?

- Oui, les brûlures peuvent entraîner une gastrite.

9) La gastrite peut-elle provoquer la malabsorption de la vitamine B 12 ?

- Oui, la gastrite peut provoquer la malabsorption de la vitamine B 12 ?

10) Quel est l'autre nom de la vitamine B 12 ?

- La vitamine B 12 est aussi appelée cobalamine.

11) La vitamine B12 est-elle liposoluble ou hydrosoluble ?

- La vitamine B 12 est hydrosoluble.

12) Quelles sont les principales fonctions de la vitamine B 12 ?

- La vitamine B 12 fait fonctionner efficacement le système nerveux central, aide à la formation d'ADN et à la formation de globules rouges sains.

13) Qu'est-ce que l'anémie pernicieuse ?

- L'anémie pernicieuse, c'est quand l'estomac est incapable de digérer la vitamine B 12.

14) Quel est le facteur intrinsèque ?

- Le facteur intrinsèque est une glycoprotéine qui permet l'absorption de la vitamine B 12 par les intestins.

15) Comment le facteur intrinsèque est-il aussi appelé ?

- Le facteur intrinsèque est également appelé facteur intrinsèque gastrique.

16) Qu'est-ce qu'une glycoprotéine ?

- Une glycoprotéine est une molécule constituée de glucides et de protéines.

Section 8

1) Qu'est-ce que l'œdème ?

- L'œdème est l'accumulation anormale de liquide dans les tissus du corps, ce qui provoque un gonflement.

2) Que sont les antiémétiques ?

- Les antiémétiques sont des médicaments utilisés pour traiter les nausées et les vomissements.

3) Qu'est-ce que sont les anticorps ?

- Les anticorps sont des protéines qui protègent l'organisme. Les anticorps combattent les infections et les substances étrangères.

4) Comment les anticorps sont-ils également appelés ?

- Les anticorps sont également appelés immunoglobulines.

5) Qu'est-ce que la dysplasie ?

- La dysplasie est la présence d'une croissance anormale de cellules dans un tissu ou un organe.

6) De quoi font partie les histamines ?

- Les histamines font partie du système immunitaire qui déclenche des réactions allergiques.

7) Qu'est-ce que sont les corticostéroïdes ?

- Les corticostéroïdes sont des médicaments utilisés pour traiter l'inflammation.

8) L'utilisation de corticostéroïdes peut-elle augmenter les chances de développer une gastrite ?

- Oui, l'utilisation de corticoïdes peut augmenter les chances de développer une gastrite.

9) Comment les corticostéroïdes pourraient-ils aussi être appelés ?

- Les corticostéroïdes pourraient aussi être appelés stéroïdes.

Section 9

1) La gastrite induite par le stress provoque-t-elle généralement une inflammation de l'estomac ?

- Non, la gastrite induite par le stress ne provoque généralement pas d'inflammation de l'estomac.

2) Quelles sont les causes de la gastrite induite par le stress ?

- La gastrite induite par le stress peut être causée par l'anxiété, les inquiétudes, etc.

3) Est-ce que manger améliore toujours les douleurs de la gastrite ?

- Non, manger n'améliore pas toujours les douleurs gastriques.

4) Manger peut-il améliorer les douleurs de la gastrite ?

- Oui, manger peut améliorer les douleurs de la gastrite.

Conclusion

Merci encore d'avoir téléchargé ce livre. J'espère que cela vous a aidé dans votre cheminement vers la compréhension de la gastrite et de ses effets sur le corps.

Si vous avez aimé ce livre, pourriez-vous, s'il vous plaît, le commenter et l'évaluer ? Ce serait apprécié.

Merci.

www.ingramcontent.com/pod-product-compliance
Lightning Source LLC
Chambersburg PA
CBHW071005250726
48663CB00002B/385